ESSAI

SUR LE

PSEUDO-RHUMATISME

ARTICULAIRE

DANS LE COURS DE LA DIATHÈSE TUBERCULEUSE

PAR

Osborne Capel POWELL,

Docteur en médecine de la Faculté de Paris,
Elève des hôpitaux de Paris,
Bachelier ès-sciences et ès-lettres.

PARIS

ADRIEN DELAHAYE, LIBRAIRE-ÉDITEUR

Place de l'Ecole-de-Médecine.

1874

ESSAI

SUR LE

PSEUDO-RHUMATISME

ARTICULAIRE

DANS LE COURS DE LA DIATHÈSE TUBERCULEUSE

PAR

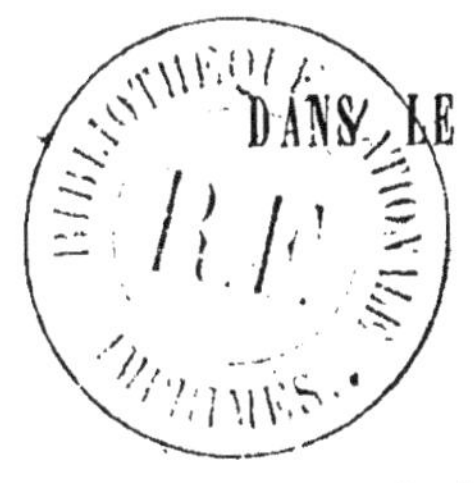

Osborne Capel POWELL,

Docteur en médecine de la Faculté de Paris,
Élève des hôpitaux de Paris,
Bachelier ès-sciences et ès-lettres.

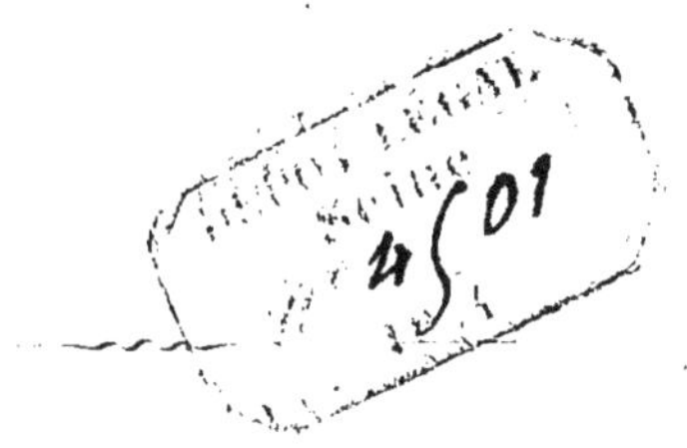

PARIS

ADRIEN DELAHAYE, LIBRAIRE-ÉDITEUR
Place de l'Ecole-de-Médecine.

—

1874

ESSAI

SUR LE

PSEUDO-RHUMATISME ARTICULAIRE

DANS LE COURS

DE LA DIATHÈSE TUBERCULEUSE

I.

INTRODUCTION.

Nous nous sommes proposé d'étudier, dans cette thèse, les affections articulaires à forme rhumatismale survenant chez les tuberculeux, sous l'influence générale de la diathèse, et sans l'intervention directe du tubercule comme lésion anatomique.

Nous avons hésité avant d'entreprendre cette tâche qui nous semblait d'abord au-dessus de nos forces. En effet, ce point de l'histoire de la tuberculose est encore peu connu ; ou, du moins, si la maladie que nous voulons décrire n'a point passé inaperçue, il nous semble qu'elle n'a pas encore été interprétée comme elle le sera par nous. Ajoutons que nous ne nous présentons point avec un cortége d'observations qui pourraient nous rendre plus sûr de nous-même ; nous possédons seulement deux ou trois faits ; mais il serait difficile qu'il en fût autrement, car il n'y a pas longtemps que notre attention a été attirée sur le point que nous étudions aujourd'hui. Nous n'avons donc pas la prétention de l'élucider à fond, mais nous exposerons nos idées, nous chercherons à bien faire comprendre quelle est, à notre avis, la relation qui existe entre la maladie générale et certaines déterminations locales encore mal définies ; heureux si nous voyons plus tard de nouvelles observations s'ajouter aux nôtres, si les vues, encore un peu théoriques, que nous émettons, paraissent dignes d'être prises en considération.

Nous avons, d'ailleurs, été encouragé dans cette voie par notre savant maître M. le professeur Gubler. C'est lui qui nous a fourni l'idée première de ce travail, basé sur des faits qu'il a observés personnellement et sur des pensées qu'il a souvent exprimées devant nous. Nous n'en serons, sans doute, qu'un bien faible interprète ; mais nous le prions ici de tenir meilleur compte de l'effort que du résultat et de recevoir, pour ses bienveillants conseils, l'expression de toute notre gratitude.

II.

EXPOSÉ DU SUJET. ARTHRITE TUBERCULEUSE ET ARTHRITE CHEZ LES TUBERCULEUX. — PSEUDO-RHUMATISME.

En raison de son extrême fréquence, de la variété de ses formes, du nombre des organes qu'elle atteint, la tuberculose a été, de tout temps, l'objet d'innombrables travaux.

Le tubercule, étudié d'abord dans son foyer principal, le poumon, a été poursuivi dans tous les organes qu'il peut atteindre; puis, se plaçant à un point de vue plus élevé, on a cherché les relations qui peuvent exister entre la phthisie et d'autres diathèses ; on a établi la fréquence relative de différentes maladies intercurrentes; on a vu, dans les unes, de simples coïncidences, dans d'autres, de véritables complications. Tout cela a été minutieusement passé en revue, discuté et commenté.

Néanmoins, en parcourant les auteurs classiques ou les principales monographies qui ont trait à la tuberculose, nous n'avons rien trouvé qui se rapportât à notre sujet. Sur ce point, le silence est complet. Les rapports de la phthisie et du rhumatisme articulaire, il est vrai, ont été bien décrits ; mais, entre la simple coïncidence d'un rhumatisme et de la phthisie, et l'affection que nous voulons signaler, il y a une grande différence ; et nous n'avons vu nulle part encore que certaines affections articulaires des phthisiques, n'étant ni des névralgies, puisqu'il y a des ésions anatomiques, ni de véritables arthrites tuberculeuses, puisque les tissus malades ne présentaient aucune trace de tubercule, aient été considérées autrement que comme de simples rhumatismes.

C'est en 1860 que M. le professeur Gubler songea à la possibilité d'une série de lésions des séreuses en rapport avec la diathèse tuberculeuse, non-seulement quand celle-ci est confirmée, mais même avant l'apparition bien déterminée des symptômes pulmonaires. Avant de développer cette idée et la doctrine qui en découle, nous devons rapporter le fait qui lui a donné naissance.

OBSERVATION I. — En 1860, un jeune homme de 17 ans entra à l'hôpital Beaujon, salle Saint-Louis, n° 30, se plaignant de douleurs articulaires ayant débuté depuis trois jours, et siégeant principalement dans les deux genoux qui étaient gonflés, douloureux à la pression, et présentaient une teinte légèrement rosée.

La fièvre était assez vive, le pouls de 96 à 100, la température élevée.

M. Gubler diagnostiqua un rhumatisme articulaire aigu, et reconnut des lésions cardiaques concomitantes. Il constata un bruit de souffle au premier temps, ayant son maximum à la pointe, ainsi qu'un frottement intense dans la région précordiale.

Point d'autre symptôme de lésions viscérales.

On prescrivit le sulfate de quinine (1 gramme en 4 doses dans les vingt-quatre heures). — Applications de compresses mouillées sur les jointures douloureuses.

Après quelques jours de ce traitement, les phénomènes aigus du rhumatisme s'apaisent; la fièvre tombe, les genoux se dégagent; seulement les bruits de frottement péricardique persistent au même degré. Puis on voit se produire tous les signes locaux et généraux de l'hypertrophie aiguë du cœur : voussure marquée de la région précordiale, étendue plus grande du soulèvement, sans choc distinct dans la région de la pointe, accroissement énorme de la matité, faiblesse du pouls, dyspnée.

Au bout de quelques semaines, le sujet commence à être pris d'une toux sèche, sans que l'auscultation et la percussion révèlent encore aucune modification notable du parenchyme pulmonaire. Mais, plus tard, on découvre quelques sibilances, quelques froissements pulmonaires, une légère diminution du murmure vésiculaire et de la résonnance, avec de l'expiration prolongée. Enfin, ces symptômes s'accusent plus nettement, et c'est alors que M. Gubler songe à une relation entre ces phénomènes pulmonaires et les accidents articulaires et cardiaques qui les ont précédés.

En quelques mois, l'affection cardiaque parcourt toutes ses phases et le malade succombe.

A l'*autopsie*, faite en présence de M. Gubler, on constate, dans les sommets des deux poumons, des granulations grises et de petits tubercules jaunes, dont quelques-uns commencent à se ramollir au centre.

Le cœur, énormément augmenté de volume, est entouré d'une double couche de matière tuberculeuse jaune, dont l'ensemble atteint une épaisseur de 8 à 10 millimètres, et même davantage par places ; cette couche de substance de nouvelle formation est déposée dans les deux feuillets viscéral et pariétal du péricarde, qui sont soudés par du tissu cellulo-vasculaire dans la presque totalité de leur étendue, laissant seulement çà et là de petites lacunes ou cavités, vestiges de l'ancienne cavité péricardique.

Nous trouvons dans cette observation des accidents articulaires à marche aiguë, compliqués de péricardite, et ayant d'abord tout l'aspect du rhumatisme ordinaire. Tel fut le diagnostic porté pendant la première période de la maladie, et avant l'apparition des symptômes pulmonaires. Mais ceux-ci, se montrant inopinément dans le cours d'une affection d'apparence rhumatismale, font douter M. Gubler de l'exactitude de ce premier diagnostic. Frappé de ces manifestations du côté du poumon, il se demande si le malade, déjà sous le coup de la diathèse tuberculeuse, n'a pas présenté des lésions articulaires et cardiaques qui n'ont été que le début de la maladie générale, au lieu de la précéder simplement, en y restant complètement étrangères.

L'autopsie est venue justifier cette hypothèse. En effet, s'il est regrettable que les articulations malades n'aient pas été l'objet d'un examen spécial, la présence de tubercules dans la séreuse péricardique est une preuve suffisante. Comment supposer, en effet, que chez un sujet qui n'est pas en puissance de la diathèse tuberculeuse, une telle péricardite se développe comme complication d'un rhumatisme simple ? Et, si cette péricardite est née sous l'influence de la tuberculose, pourquoi n'en serait-il pas de même de l'affection articulaire ?

Les mêmes localisations ont lieu dans la diathèse rhumatismale et la tuberculose du côté du système locomoteur et des séreuses viscérales ; seulement l'ordre de fréquence est différent dans les deux cas.

Tandis que le rhumatisme frappe habituellement les articulations et les séreuses cardiaques, moins souvent les plèvres, plus rarement encore les méninges ; la diathèse phymatique au contraire s'adresse plus ordinairement aux séreuses pulmonaires et costales, fréquemment à l'arachnoïde et exceptionnellement à l'endocarde, au péricarde, ainsi qu'aux membranes synoviales tendineuses et articulaires.

Mais cette rareté des manifestations articulaires de la tuberculose signifie-t-elle que toute affection articulaire survenant chez un phthisique soit de nature rhumatismale ? Non, et ce serait une erreur, à notre avis, que d'admettre cette proposition. Les tumeurs blanches, par exemple, ne sont pas rares chez les tuberculeux; mais, si ce mot entraîne l'idée de lésions complexes et avancées des divers tissus qui constituent l'articulation, il n'en est pas de même au début, où l'on observe seulement quelques altérations de la synoviale ou des cartilages articulaires, telles qu'on peut les rencontrer dans le rhumatisme. Eh bien, pourquoi la diathèse tuberculeuse ne développerait-elle pas aussi de simples arthrites, se rapprochant du rhumatisme par leurs symptômes, leur marche et leurs caractères anatomiques? La présence du tubercule dans l'articulation n'est point nécessaire pour établir un rapport de cause à effet; car on sait qu'il se produit chez les tuberculeux des méningites simples, dans lesquelles la pie-mère ne présente pas trace de granulations, et dont le développement n'en est pas moins intimement lié à la marche de la maladie générale.

Mais, à côté de ces méningites simples, il y en a aussi de tuberculeuses; pouvons-nous en dire autant des arthrites nées pendant le cours de la phthisie pulmonaire? Il y a quelques années, nous eussions été embarrassé de répondre à cette question; aujourd'hui nous pouvons être plus affirmatif. M. Cornil (1) a publié, en 1870, dans les Archives de physiologie, une observation détaillée d'arthrite tuberculeuse, que nous allons reproduire ici. Cette affection est encore peu connue; mais le fait suivant ne laisse aucun doute, et il est d'autant plus important, à notre point de vue, qu'il nous permet d'établir le premier terme de la comparaison que nous faisions tout à l'heure entre les méningites et les arthrites, à savoir : de même qu'il y a des méningites tuberculeuses, il y a des arthrites tuberculeuses aussi. Cette action directe de la diathèse sur

(1) Cornil. Sur un cas d'arthrite tuberculeuse. Arch. de phys., mars-avril, 1870. p. 325

les articulations étant nettement établie, il nous deviendra plus facile de discuter ce second point : de même qu'il y a des méningites sans tubercules, de même il y a des arthrites sans tubercules chez les tuberculeux.

Voici le fait de M. Cornil.

Obs II. — H....., âgé de 54 ans, coutelier, entre, le 16 novembre 1869, à l'hôpital de la Pitié, où il est couché au no 42 de la salle Saint-Paul.

Ce malade, qui présente au sommet des deux poumons des signes évidents de tubercules, et même de cavernes, se plaint surtout de douleurs, de gonflement et de la perte des mouvements de l'articulation du coude droit. Depuis dix-huit mois, avant son entrée à l'hôpital, il avait éprouvé des douleurs sourdes dans le coude et un peu de roideur, qu'il attribuait à son travail et aux mouvements nécessaires pour limer le fer. Peu à peu, le coude devint plus douloureux et plus volumineux, et le malade avait dû cesser de travailler plusieurs semaines avant son admission.

Pendant son séjour à la Pitié, le malade maigrit rapidement, et la phthisie affecta une marche rapide.

L'avant-bras droit était fléchi sur le bras et l'extension était impossible La région du coude était un peu plus volumineuse que du côté opposé, surtout à la partie externe; la peau avait conservé sa couleur normale. La pression déterminait peu de douleurs et les saillies osseuses n'étaient pas déplacées. Les mouvements étaient très-limités, sans craquements perceptibles à la main. On porta le diagnostic de tumeur blanche. On fit l'extension de l'avant-bras et on plaça le coude dans un appareil inamovible. Mais les douleurs, devenues plus vives par cette extension forcée, obligèrent à enlever l'appareil.

Une semaine avant sa mort, le malade se plaignit de torticolis ; il ne pouvait remuer le cou, et, pour le faire boire, il fallait le soulever tout d'une pièce.

Autopsie faite le 26 *janvier* 1870. Adhérences de la plèvre gauche, granulations tuberculeuses fines, semi-transparentes à la surface et dans la profondeur des deux poumons; cavernes au sommet du poumon droit.

En arrière de la trachée, à la base du cœur et au devant de l'artère pulmonaire qu'il entoure, existe un foyer rempli de pus épais, tapissé par des parois bourgeonnantes de couleur jaunâtre.

Les deux feuillets du péricarde sont complètement adhérents et parsemés de granulations tuberculeuses.

Le corps des vertèbres du cou étant mis à nu, on voit sortir, entre la sixième et la septième vertèbre cervicale, un pus verdâtre épais. Le disque intervertébral est détruit; la surface externe de la dure-mère spinale est entourée, à ce niveau, par du pus épais, le tissu conjonctif de cette membrane est infiltré de pus et montre des granulations tuberculeuses.

La surface interne de la dure-mère est congestionnée.

La moelle ne paraît pas altérée.

Granulations tuberculeuses du foie, des reins et de la rate. Prostate et testicules normaux.

Le sternum, coupé suivant plusieurs directions, ne contient pas de granulations tuberculeuses; les corps des sixième et septième vertèbres cervicales sont atteints d'ostéite condensante.

Articulation du coude droit. — La cavité de l'articulation contient environ deux cuillerées de pus bien lié.

La surface de la séreuse articulaire est fongueuse, molle, grise et opaque, infiltrée et recouverte de pus. Cependant, en la détergeant, on remarque sur elle de petits grains saillants miliaires, les uns semi-transparents et opaques à leur centre seulement, les autres complètement opaques et jaunâtres. La synoviale est épaisse de 1 millimètre en moyenne. Sur des surfaces de section pratiquées suivant l'épaisseur de la synoviale, on voit des granulations miliaires dont la partie centrale fait une saillie. Ces granulations siégent au milieu d'un tissu semi-transparent, friable et vascularisé. De même, en enlevant toute cette couche de tissu nouveau, on voit dans sa profondeur des granulations pour la plupart semi-transparentes, qui siégent à son union avec le tissu fibreux sous-jacent.

Les cartilages articulaires sont blanchâtres et un peu opaques à leur surface. Ils ont perdu leur élasticité normale et l'extrémité d'un scalpel qu'on y enfonce n'est pas repoussée.

Les épiphyses de l'humérus, du radius et du cubitus sectionnées ne présentent pas d'amincissement des trabécules de leur tissu spongieux; au contraire, ces trabécules paraissent épaissies.

Examen microscopique des parties constituantes de l'articulation. — L'examen du tissu fongueux de la synoviale permet de constater qu'il est entièrement formé de tissu conjonctif embryonnaire, parcouru par des vaisseaux capillaires généralement dilatés. Les granulations parsemées dans ce tissu, enlevées avec des ciseaux et examinées dans leur ensemble se montrent constituées par des cellules rondes plus petites que les cellules du tissu embryonnaire voisin, avec lequel elles se continuent par une transition insensible. Dans la granulation, ces cellules rondes sont pressées les unes contre les autres, et elles vont en s'atrophiant à mesure qu'on les considère de la périphérie au centre de la granulation. Là, elles sont plus ou moins granuleuses. Dans ces nodules, on ne voit pas de vaisseaux contenant

— 13 —

du sang, tandis que les gros capillaires du tissu embryonnaire voisin sont remplis de globules rouges.

En un mot, tous les caractères histologiques des granulations tuberculeuses se trouvent dans ces petits nodules, ils se sont développés au milieu d'un tissu embryonnaire comparable à celui qui, dans les pleurésies tuberculeuses, forme la couche semi-transparente au milieu de laquelle naissent les tubercules pleuraux.

Les cartilages examinés sur des coupes, suivant leur épaisseur, présentent un ramollissement et une striation de la substance fondamentale dans leur couche superficielle. Les capsules lenticulaires, aplaties et parallèles à la surface du cartilage avaient disparu, et l'on voyait, au milieu des fibrilles fixes qui limitaient la surface du cartilage, des capsules sphériques ou allongées perpendiculairement à la surface du cartilage.

Ces capsules contenaient, pour la plupart, des cellules en prolifération, munies de noyaux ; quelques-unes des cellules renfermaient des granulations graisseuses, mais leur noyau était toujours bien visible.

Dans les trabécules osseuses des épiphyses au voisinage de la jointure, les corpuscules osseux ne contenaient pas de granulations graisseuses.

« L'examen anatomique qui précède, ajoute M. Cornil, « démontre bien nettement l'existence des granulations « tuberculeuses de la synoviale articulaire, et, par suite, « d'une forme spéciale d'arthrite chronique de nature tu- « berculeuse. »

Il fait remarquer, en outre, que probablement bien des cas, considérés comme des tumeurs blanches, appartiennent à cette variété d'arthrite, et il ne doute pas que les faits de ce genre ne se multiplient quand l'attention des observateurs aura été attirée sur ce point.

Voilà donc un fait assez probant, une observation assez rigoureuse, pour affirmer que la tuberculose peut atteindre les articulations, pour permettre d'établir une nouvelle classe d'affections articulaires liées directement à cette diathèse, caractérisées par la présence de granulations tuberculeuses dans les synoviales, et qui doivent prendre rang à côté des péritonites, des péricardites, des méningites tuberculeuses, en un mot, de toutes les lésions des membranes séreuses où le tubercule se dépose en nature.

Mais le tubercule, nous l'avons dit, n'est pas indispensable pour admettre un rapport de cause à effet entre la détermination morbide plus ou moins éloignée du foyer ordinaire de la maladie, et la diathèse elle-même. Aussi, nous pouvons à bon droit nous demander si, à côté de cette arthrite réellement, anatomiquement tuberculeuse, il n'en existe pas une autre dépendant, comme la précédente, de l'affection générale, mais présentant dans les tissus constituants de l'articulation des lésions anatomiques auxquelles le tubercule demeure étranger. Nous allons exposer les faits qui nous portent à adopter cette opinion, nous en ferons ressortir les points les plus saillants et nous nous efforcerons ensuite d'établir la nature de l'affection que nous désignons, après M. Gubler, sous le nom de pseudo-rhumatisme, et de prouver qu'elle n'est pas un épiphénomène, une maladie intercurrente, mais bien une manifestation réelle de la tuberculose.

Nous espérons, nous aussi, que des cas nouveaux viendront s'ajouter à ceux que nous avons observés, alors qu'on recherchera avec plus de soin les rapports qui peuvent exister entre les affections articulaires des phthisiques et la diathèse tuberculeuse et qu'on ne se bornera pas à les ranger indistinctement, sans examen approfondi, dans la classe du rhumatisme.

III

OBSERVATIONS. — ANALYSE DES SYMPTÔMES ET DES LÉSIONS ANATOMIQUES.

Obs. III. — R..., âgé de 42 ans, journalier, entre, le 17 juillet 1873, à l'hôpital Beaujon, salle Saint-Louis, n° 17, service de M. Gubler.

Il se plaint d'une grande faiblesse générale et de douleurs dans le genou droit.

R... est né dans le Jura, de parents sains. Son père est mort d'une chuet, et sa mère, sans cause déterminante, à 72 ans. Il a deux sœurs de 35 et 45 ans, bien portantes; il avait un frère, qui fut toujours maladif et mourut à 28 ans. Il n'a pas quitté son pays avant l'âge de 23 ans, et s'est toujours bien porté. Il logeait dans une habitation saine, sans humidité, travaillait aux champs en été, battait en grange en hiver. Il n'a pas fait de service militaire.

A 23 ans, il vint à Paris, et entra comme charretier dans une maison de grains; il a fait ce métier pendant huit ans. Puis il a quitté l'état de charretier pour celui de porteur de sacs. Pendant la guerre, il fit un service au palais de l'Industrie.

En somme, les antécédents nous montrent que cet homme a toujours joui d'une bonne santé, et ne s'est jamais trouvé dans des conditions hygiéniques ou professionnelles qui l'exposassent particulièrement au froid et à l'humidité.

Vers la fin de 1872, il éprouva dans le genou droit des douleurs pendant la marche; elles apparurent même bientôt pendant le repos. Peu à peu le genou augmenta de volume; il était plus douloureux le matin que le soir, plus aussi à l'approche d'un changement de temps, de la pluie. Les douleurs étaient intermittentes. Le malade mit sur l'articulation des cataplasmes et une bande roulée.

Pendant l'hiver de 1873, les douleurs ne furent pas très-vives; mais elles revinrent avec les premières chaleurs. Pendant cette période également, il ne s'enrhuma pas, n'eut pas de toux; mais, au mois de mars, il fut pris de coryza et de bronchite; il toussait et rendait des crachats de couleur jaune verdâtre. On fit, à cette époque, des applications de teinture d'iode sur le genou.

En même temps que débutait la bronchite, il était pris de battements de cœur, et ne pouvait plus monter les escaliers. La toux continuait, l'appétit diminuait; il s'affaiblissait peu à peu.

Etat actuel. — Le malade est émacié; il a perdu, dit-il, 20 kilogrammes en six semaines. Il est faible, abattu. Le genou droit est très-gonflé; il est moitié plus volumineux qu'à l'état normal. On constate, par la palpation, un épanchement de liquide dans l'articulation; le malade ne peut la fléchir qu'avec beaucoup de peine, et les mouvements sont très-restreints.

Poumons. — A la percussion, matité prononcée à gauche; matité à droite aussi, mais moins profonde. Fosse sous-claviculaire très-excavée.

A l'auscultation, en arrière, respiration rude; expiration prolongée à droite. A gauche, en outre, des craquements, des râles muqueux; en avant, du même côté, gargouillement, râles caverneux. En somme, lésions surtout développées à gauche, et indiquant de ce côté l'existence de petites cavernes.

Cœur. — Volume normal; léger bruit de souffle au premier temps et à la pointe, avec un peu de frottement péricardique.

Traitement. — Gomme sucrée, julep diacode, vin de quinquina, puis vin diurétique de l'Hôtel-Dieu, pepsine.

Néanmoins la prostration augmente; le malade n'a aucun appétit, ne mange rien; il s'affaiblit graduellement et meurt, on peut dire s'éteint, le 4 août.

AUTOPSIE. — *Thorax.* — Poumons absolument adhérents sur toute leur surface. Le tissu pulmonaire est farci de tubercules. Il existe de petites cavernes au sommet gauche, où l'altération du viscère est beaucoup plus prononcée qu'à droite.

Cœur. — Volume normal. Léger rétrécissement mitral. Péricarde semé, en haut et en arrière, de très-fines granulations. La cavité contient une certaine quantité de liquide séreux.

Reins. — Très-congestionnés.

Foie. — Normal.

Rate. — Volumineuse (430 grammes).

Cerveau. — Rien dans ce viscère ; beaucoup de liquide dans l'espace sous-arachnoïdien et dans les ventricules. Granulations grises de l'arachnoïde sur la convexité des deux hémisphères.

Genou. — Synoviale épaissie, sans autre changement apparent; elle renferme environ 50 grammes d'un liqdide visqueux et rougeâtre.

Au microscope, on constate qu'elle est épaissie, hypertrophiée, et que son épithélium a disparu. Les fibres lamineuses sont plus nombreuses, *plus serrées* qu'à l'état normal. Une certaine quantité de graisse est infiltrée dans l'épaisseur du tissu ; mais il n'y a pas trace de granulations tuberculeuses.

En résumé, voilà un homme, jusque-là bien portant et non exposé aux causes ordinaires du rhumatisme, chez lequel on voit se développer *lentement* une affection articulaire, qui débute par une *simple douleur* pendant la marche, puis aussi pendant le repos. Le malade néanmoins *continue à marcher*.

Ce n'est guère que six à huit mois plus tard qu'il commence à tousser ; à cette époque éclatent aussi les premiers symptômes de l'affection cardiaque ; enfin, le genou devient de plus en plus volumineux et douloureux.

Le malade meurt, et on trouve, à l'autopsie, des lésions articulaires et des tubercules dans le péricarde.

Obs. IV. (Recueillie par M. P. Nouet, externe du service.) — X..., 45 ans, entre, au mois de mars 1873, à l'hôpital Beaujon, salle Saint-Louis, n° 22 *bis*, service de M. Gubler.

Il présente des signes non équivoques de tubercules pulmonaires. On constate qu'il existe une caverne au sommet droit.

Interrogé sur ses antécédents, il affirme n'avoir jamais eu de douleurs articulaires, rien qui ressemble à du rhumatisme.

Plusieurs jours se passent sans amener de changement dans l'état du malade, lorsque, un matin, il se plaint de douleurs dans les membres inférieurs. Déjà les orteils et les pieds sont déformés par un gonflement assez considérable pour qu'on ne puisse reconnaître le point de départ du mal. Les points le plus affectés sont le gros orteil gauche et l'articulation tibio-tarsienne du même côté. Au niveau des parties malades, la peau est lisse, tendue, mais sans changement de couleur; le doigt peut la déprimer, comme les tissus œdématiés, et la pression n'éveille qu'une légère sensibilité.

D'ailleurs le malade peut se lever et marcher. A la même époque, l'examen du cœur dévoile un bruit de souffle à la pointe, dans le foyer d'auscultation de l'orifice mitral; il est franchement systolique, bien accentué, et accompagné de frémissement des parois thoraciques. On ne peut savoir au juste depuis combien de temps il s'est développé.

Deux jours plus tard, le mal s'est aggravé; il s'est propagé aux deux genoux, qui sont gonflés, tendus. Il y a de la chaleur locale, mais sans rougeur. On perçoit, de plus, les signes d'un épanchement intra-articulaire.

Les mêmes phénomènes gagnent les poignets, où un épanchement se produit dans les gaînes tendineuses.

Il est remarquable que ces déterminations morbides du côté des articulations n'influencent pas d'une manière sensible l'état général. Ce n'est qu'au bout de plusieurs jours qu'apparaît la fièvre, et, six jours après son apparition, le malade succombe.

Autopsie. — Les *poumons* sont infiltrés de tubercules miliaires. Vers les sommets, traces de pneumonie caséeuse; caverne à droite.

Le *cœur* est volumineux, graisseux; la valvule mitrale épaissie. Petits noyaux calcaires dans la crosse de l'aorte.

L'*articulation tibio-tarsienne* gauche est entourée de tissu cellulaire infiltré. Les organes environnants sont sains. La synoviale est légèrement distendue, et il s'en écoule un liquide épais, filant, homogène, citrin, de consistance huileuse. La séreuse est lisse, luisante, d'aspect gélatineux, sillonnée de nombreux capillaires fortement injectés, qui lui donnent une couleur rose pâle. La surface de la membrane est bosselée et irrégulière; elle offre des saillies mamelonnées, saillies qui ne sont pas effacées par la tension. Elle est tout entière plus épaisse et plus consistante qu'à l'état normal.

L'*articulation fémoro-tibiale* gauche est aussi entourée de tissu cellulaire infiltré. La synoviale offre les mêmes saillies mamelonnées, mais plus rouges et plus proéminentes dans l'article. Le liquide, plus abondant que dans l'articulation tibio-tarsienne, n'est pas aussi homogène ; il renferme des flocons fibrineux.

La partie interne de la face articulaire de la rotule offre à son centre un petit point dépourvu de cartilage ; celui-ci est entièrement détruit jusqu'à l'os. Dans le reste de son étendue, il est altéré, rugueux, d'aspect chagriné.

Cette observation nous montre que, dans le cours de la phthisie à la troisième période, un malade, sans antécédents rhumatismaux, est pris de douleurs polyarticulaires ; les articulations envahies sont tuméfiées. A l'autopsie, on y constate des *lésions anatomiques*, rendant compte des phénomènes observés pendant la vie. *Il n'y pas eu de fièvre* (ou, du moins, elle ne s'est pas montrée au début des accidents, mais seulement quelques jours avant la mort). La pression, au niveau des articulations, n'était pas très-douloureuse ; le malade pouvait *se lever et marcher*.

Enfin, on constata des altérations de la valvule mitrale, expliquant le bruit de souffle cardiaque.

Si nous cherchons maintenant à analyser les trois cas que nous avons rapportés comme ayant trait à ce que nous appelons le pseudo-rhumatisme, nous serons tout d'abord frappé d'une différence capitale.

Notre premier cas, en effet, celui que nous avons cité comme ayant fourni à M. Gubler l'idée de sa doctrine, s'est présenté avec tous les caractères d'un rhumatisme articulaire aigu, franchement accusé. Douleurs très-vives ; gonflement, rougeur des téguments, fièvre et élévation de la température, complications viscérales, rien n'y manquait. Aussi nous bornerons-nous à cette récapitulation sommaire, sans y insister davantage, ces symptômes étant en définitive, nous le reconnaissons, ceux d'une maladie parfaitement connue et décrite. Nous nous réservons de dire plus loin pourquoi nous ne voyons là qu'une analogie, et non pas une identité.

Mais arrivons aux deux faits suivants :

Ici la scène change ; aux phénomènes aigus font place des symptômes lents, dont l'allure rappelle plutôt ceux du rhumatisme chronique ; et, hâtons-nous de le dire, c'est bien plus souvent cette dernière forme qui nous paraît être, dans la majorité des cas, celle du pseudo-rhumatisme chez les tuberculeux. Ce n'est pas parce que nous citons deux observations de cette espèce contre une seule se rapportant à la forme aiguë que nous nous croyons autorisé à parler ainsi ; mais d'autres faits que nous avons observés nous portent sérieusement à le croire. Si nous n'en avons publié que deux, c'est que, quoique incomplets, sans doute, à certains points de vue, ils sont cependant assez probants pour nous permettre d'étayer sur eux quelques affirmations ; c'est que les symptômes observés pendant la vie des malades ont pu être contrôlés par l'examen cadavérique. Or, nous eussions pu en posséder un plus grand nombre, si notre attention avait été depuis longtemps appelée sur la doctrine que nous défendons aujourd'hui ; mais une idée préconçue, fût-elle née d'un seule fait, est nécessaire pour observer avec fruit les faits semblables qui se produiront ultérieurement, quitte à les faire servir pour ou contre cette idée. Or, il nous revient aujourd'hui à l'esprit un assez grand nombre de ces cas où des tuberculeux, atteints de douleurs articulaires, étaient considérés comme de simples rhumatisants, et que nous n'hésiterions pas maintenant à ranger dans la classe du pseudo-rhumatisme ; et ces cas, pour la plupart, étaient de ceux qui revêtent la forme subaiguë ou chronique. Ce sont ceux-là seulement que nous aurons en vue dans le court résumé qui va suivre.

Chez nos deux malades c'est la *douleur* qui a été le premier symptôme ; chez l'un, elle constitua, pendant longtemps, toute la maladie. Cette douleur siége au niveau des articulations ; elle n'a aucun rapport avec ces névralgies de tout un membre dont nous reparlerons plus loin, au point de vue du diagnostic. D'abord légère, s'accentuant pendant la marche ou les divers mouvements, elle finit par devenir continue et se faire sentir même pendant le repos. Mais notons bien qu'elle n'a jamais cette acuité qui fait pousser des cris aux malades, alors même que le moindre ébranlement est imprimé à l'articulation, ou seulement aux parties voisines. La pression la réveille, mais ne l'exagère pas sensiblement.

Cela est si vrai, que nos deux malades ont pu, dans le cours de ce pseudo-rhumatisme confirmé, *se lever et marcher*, non sans gêne, ni sans douleur, mais enfin on voit qu'ils ont pu encore se servir des membres malades. C'est un point capital, sur lequel on ne saurait trop insister, que cette bénignité toute particulière des symptômes fonctionnels.

Les *symptômes physiques* ont consisté dans la déformation des articulations envahies, cette déformation tenant soit à un épanchement intra-articulaire, soit aussi à une tuméfaction des tissus phériphériques.

Dans un cas le gonflement avait manifestement pour siége les gaînes tendineuses du poignet. Lorsque ce gonflement atteint certaines limites, on comprend qu'il en résulte naturellement une gêne plus prononcée des mouvements dont l'étendue devient assez restreinte.

Enfin les symptômes généraux sont presque nuls, ce sont bien plutôt ceux de la phthisie que ceux de l'affection locale articulaire ; et lors même que celle-ci débute longtemps avant toute autre manifestation de la diathèse tuberculeuse, elle ne paraît pas agir sensiblement sur l'état général de l'individu. Réciproquement, la phthisie a suivi son cours sans paraître modifiée par le pseudo-rhumatisme intercurrent.

Dans nos trois cas, des complications cardiaques ont été observées ; on a constaté des bruits de souffle et des symptômes caractéristiques de l'inflammation des enveloppes du cœur. C'est un rapprochement de plus à faire avec le rhumatisme vrai. Aussi, avons-nous songé à ajouter à notre titre de pseudo-rhumatisme articulaire, celui de viscéral. Mais le rhumatisme viscéral ne frappe pas seulement les séreuses du cœur; d'autre part, il était peut-être difficile de faire entrer dans notre pseudo-rhumatisme des affections cardiaques tuberculeuses déjà connues, et qui, si elles sont importantes pour nous, ne méritent peut-être pas une dénomination nouvelle, uniquement parce qu'elles se déclarent concurremment avec une affection articulaire; car il est avéré que des maladies cardiaques peuvent exister seules chez les tuberculeux, en l'absence de toute affection rhumatismale antécédente.

Si, pour terminer ce rapide exposé, nous envisageons le pseudo-rhumatisme au point de vue de l'époque de son apparition, nous verrons qu'il peut se montrer soit avant le début de tout accident du côté des poumons pouvant faire songer à la tuberculose, soit lorsque celle-ci est pleinement et entièrement confirmée. Cela n'a rien d'étonnant, et ce n'est point une contradiction ; le rhumatisme qui, nous l'avons déjà dit plus haut, frappe surtout et avant tout les articulations, peut aussi atteindre de prime abord les séreuses du cœur ; il n'est donc pas extraordinaire que la tuberculose, qui atteint spécialement le poumon, se manifeste d'abord sur d'autres organes, tels que les séreuses articulaires.

Quant à la terminaison du pseudo-rhumatisme, si nous n'en avons point encore parlé, c'est qu'elle ne mérite pas de nous arrêter longtemps. Comparé à la tuberculose pulmonaire, en effet, le pseudo-rhumatisme devient par lui-même peu de chose ; le malade meurt par les poumons et non par les articulations. Nous serions toutefois disposé à faire exception pour les cas où, comme dans notre première observation, il y aurait une lésion cardiaque assez avancée pour amener à elle seule la mort, en l'absence de toute autre cause.

Les *lésions anatomiques* ont été deux fois bien nettement constatées. Elles avaient pour siége la synoviale, les cartilages et les tissus péri-articulaires.

La synoviale était épaissie, dépolie, rugueuse, mamelonnée ; sa cavité contenait une certaine quantité de liquide.

Les cartilages étaient plus ou moins érodés, présentant l'aspect désigné sous le nom d'état velvétique.

Enfin, chez notre dernier malade, il y avait gonflement œdémateux des parties molles tout autour de l'articulation.

Ces lésions sont-elles caractéristiques d'une affection quelconque spécifique ? Nullement. Mais, il faut le dire, parmi les innombrables affections articulaires qui ont été désignées sous le nom de rhumatisme, d'arthrite, de tumeur blanche, d'hydarthrose, etc., il n'y a rien, au début du moins, qui ait plus de valeur. Par exemple, dans les tumeurs blanches qui débutent par la synoviale, ce qui est considéré comme le plus ordinaire, on ne trouve, pendant un certain temps, que des lésions analogues à celles que nous venons de signaler ; ce sont aussi celles de l'arthrite subaiguë, ou de l'arthrite aiguë avant que les phénomènes inflammatoires aient été jusqu'à la suppuration ; ce sont, la plupart du temps, celles du rhumatisme, car on n'en est plus aujourd'hui à douter, avec Grisolle, que cette maladie ne laisse jamais, dans les articulations, aucune trace de son passage.

Donc, la tuberculose, en frappant les articulations, y détermine des lésions appréciables ; elle provoque une sorte d'arthrite ; comme dans la plèvre, une pleurésie ; dans les méninges, une méningite. Car, il faut le remarquer, dans les affections articulaires si multipliées qui se caractérisent par une inflammation des diverses parties constituantes de l'articulation, les noms différents qu'on leur a imposés sont bien plus en rapport avec les causes diverses qui les déterminent, et qui ont chacune un cachet spécial, qui leur a valu leur identité, qu'avec les caractères anatomiques, lesquels, nous le répétons, sont souvent les mêmes, au début, pour chacune de ces diverses maladies.

Remarquons enfin que dans l'observation d'arthrite tuberculeuse que nous avons empruntée à M. Cornil, les lésions de la synoviale et des cartilages étaient sensiblement analogues à celles que nous avons observées chez nos malades, et que, sauf la présence des tubercules en nature, on peut établir entre elles un rapprochement complet.

Dans nos trois cas, il y a eu, en même temps que les lésions articulaires, des lésions cardiaques. Deux fois on observa des tubercules dans le péricarde, soit rares et disséminés, soit très-abondants dans l'épaisseur des fausses membranes qui avaient amené une véritable symphyse cardiaque. Une fois, on a noté seulement une altération, un épaississement de la valvule mitrale. Ce fait est sans doute incomplet; mais cette altération se rapporte cependant bien évidemment à une endocardite, dont l'existence, d'ailleurs, avait été nettement constatée pendant la vie.

Le siége de notre pseudo-rhumatisme a été constamment les articulations, et surtout celles du membre inférieur. Nous n'insisterions pas sur ce point, si nous n'avions noté une fois un épanchement dans les gaînes tendineuses du poignet. Ce fait seul peut nous faire supposer que, si la tuberculose agit à la manière du rhumatisme sur les grandes séreuses articulaires des membres, elle peut agir comme le rhumatisme aussi sur celles des tendons.

Le pseudo-rhumatisme tendineux avait, d'ailleurs, été déjà observé dans le cours de la phthisie pulmonaire, sans

que le rapport de causalité eût été établi. Nous trouvons,
en effet, le cas suivant rapporté dans la Revue clinique de
l'Union médicale (1).

Obs. V. — Dans le service de M. le Dr Peter, à l'hospice Saint-Antoine,
entre un homme à la figure pâle, amaigrie, cachectique, atteint de phthisie
pulmonaire à la seconde période, et qui présente une forme de rhumatisme sur laquelle nous croyons utile d'appeler l'attention.

Cet homme, âgé de 35 ans, se plaint depuis plusieurs jours de douleurs
assez vives ressenties au niveau des articulations des genoux et des articulations tibio-tarsiennes. On ne constate dans ces points ni gonflement, ni
rougeur, et l'on remarque que les mouvements se font sans trop de souf-
france ; mais, lorsque la main embrasse les deux genoux, par exemple, elle
provoque et exagère une douleur que le malade ressent surtout dans deux
points opposés : aux faces externe et interne des articulations. Elle est bien
appréciable, surtout lorsque le doigt est promené exactement sur la tête
du péroné, sur le tibia, au niveau de l'expansion aponévrotique de la patte
d'oie, et aussi derrière les malléoles externes. Les mouvements la font encore naître par suite des tiraillements pénibles qu'ils exercent sur les tendons enflammés. Cet homme a déjà eu plusieurs atteintes de rhumatisme,
ce qui explique l'existence d'un souffle doux au premier temps, et à la
pointe du cœur. Les symptômes généraux, pouvant se rapporter au rhumatisme, sont à peu près nuls ; le pouls a sa fréquence normale. Il n'y a point
de fièvre.

Cette observation est intéressante en ce qu'elle prouve
l'existence d'un rhumatisme tendineux, forme qu'on avait
cru longtemps n'appartenir qu'au rhumatisme blennorrhagique ; tandis que notre maître, M. Gubler, insiste
constamment sur l'élection que fait le rhumatisme de la
gaîne supérieure des tendons extenseurs de la main, à
l'exclusion de l'articulation radio-carpienne, et sur l'im-
munité de l'articulation tibio-tarsienne comparée à la fréquence des lésions rhumatismales des gaînes tendineuses
autour du cou-de-pied. Mais son apparition dans le cours

(1) Huchard. Revue clinique médicale, Union médicale, 12 février 1874.

d'une phthisie pulmonaire la rend encore plus importante pour nous. Certes, nous nous garderons bien de dire qu'il ne pouvait y avoir là que du pseudo-rhumatisme, et non du rhumatisme vrai, d'autant plus que le malade était un ancien rhumatisant; mais néanmoins il est permis de supposer que les arthrites antérieures étaient également développées sous l'influence de la diathèse phymatique, et d'ailleurs cette poussée de rhumatisme, dans le cours de la tuberculose, doit appeler notre attention. N'y eût-il dans ce cas, qu'une simple analogie avec ce gonflement des gaînes tendineuses, observé chez un de nos malades, nous avons cru devoir faire le rapprochement, persuadé que, peut-être, de nouveaux cas se présenteront où le pseudo-rhumatisme, tel que nous l'entendons, pourra se manifester en bornant son action aux séreuses des tendons ou aux bourses séreuses proprement dites. Cette hypothèse n'a rien que de très-vraisemblable; car on peut dire que, partout ou il y a similitude dans le tissu il peut y avoir similitude aussi dans la maladie.

IV.

NATURE DU PSEUDO-RHUMATISME. — VALEUR SÉMÉIOLOGIQUE.

Nous arrivons maintenant au point le plus délicat et le plus difficile, mais aussi le plus important de notre travail.

Nous chercherons, plus loin, à différencier le pseudo-rhumatisme de quelques autres affections articulaires observées ou non dans le cours de la phthisie, et là notre tâche sera plus simple; mais il nous faut nécessairement commencer par établir pourquoi nous le séparons du rhumatisme vrai avec lequel il est, jusqu'à présent, resté confondu.

Commençons par dire que les mots rhumatisme, douleurs rhumatismales, ont été, de tout temps, pris dans un sens singulièrement abusif. Un individu est atteint d'une douleur quelconque, dont la nature n'est pas bien nettement définie, aussitôt ce mot de douleur rhumatismale est là pour tout expliquer, disons mieux, pour masquer ce qu'on ignore. Par exemple, au moment où le squelette atteint son entier développement, où les épiphyses se soudent à la diaphyse, quelques sujets ressentent aux extrémités des os longs, au voisinage des articulations, des douleurs dont la cause échappe facilement. On a bien vite fait de les appeler douleurs rhumatismales. Rhumatismales aussi sont toutes ces douleurs, soit occupant la continuité d'un membre, soit bornées aux masses musculaires, soit enfin purement articulaires qu'on observe chez les choréiques. Or, le fait, pour être souvent vrai, n'en est pas moins trop généralisé, et s'il est indéniable que le rhumatisme et la chorée aient des liens étroits de parenté, il faut souvent chercher une tout autre cause aux douleurs dont nous parlons.

On doit donc se souvenir que des diathèses différentes peuvent frapper les mêmes organes ou appareils, et que, pour l'appareil locomoteur en particulier, on voit des arthrites produites non-seulement par le *rhumatisme* (dans la vraie acception du mot), mais encore par la goutte, la blennorrhagie, l'érythème noueux, la scarlatine, le scorbut, etc., sans parler de la croissance, dont nous venons de dire un mot, et de la phymie, qui fait l'objet de ce travail.

Mais le rhumatisme articulaire, quelque vicieuses que soient la plupart des définitions qu'on en a données, n'en étant pas moins une maladie distincte et parfaitement caractérisée, voyons en quoi il diffère de notre pseudo-rhumatisme. Pour éclairer la question, il faut d'abord étudier les rapports qui existent entre le rhumatisme articulaire et la phthisie. Ils ont été, de la part de quelques auteurs, l'objet de recherches intéressantes, dont nous citerons seulement les principales, de manière à en tirer quelques brèves conclusions.

Le rhumatisme a été envisagé tantôt comme simple coïncidence ou maladie intercurrente, tantôt comme cause de la phthisie pulmonaire.

Parmi les divers auteurs que nous avons consultés à ce sujet, Pollock (1) est celui qui nous paraît être entré dans les plus grands détails.

Pour lui, la constitution rhumatismale et goutteuse est intimement associée à la diathèse tuberculeuse. Sur 1,973 cas de phthisie observés, au Consumption Hospital, à Londres, 275 avaient été précédés par du rhumatisme ; il ajoute que le rhumatisme aigu n'est pas rare dans les salles de cet hôpital, et qu'il est fréquent de voir les maladies du cœur et la goutte pendant le cours de la phthisie.

Il dit encore que les affections rhumatismales sont fréquentes pendant l'évolution de cette maladie, alternant souvent avec les symptômes pulmonaires et, pendant un certain temps, amenant une suspension de leur marche dans les poumons.

Quant aux affections cardiaques, il en a aussi exactement noté l'existence. Il fait remarquer qu'il en a observé 54 cas, dans lesquels il n'y avait jamais eu préexistence de rhumatisme ; il considère les maladies du cœur ou de ses valvules comme fréquentes pendant la phthisie ; les lésions mitrales furent plus nombreuses que celles des valvules aortiques. Dans quelques cas, il a vu des souffles

(1) Pollock. Prognosis in Consumption, Londres, 1865.

valvulaires, auriculo-ventriculaires ou aortiques, coïncider avec le début de la tuberculose chez des enfants strumeux.

Enfin, quant à l'époque d'apparition des accidents rhumatismaux, Pollock, d'après un relevé tiré de sa propre clientèle, note que sur 67 cas de rhumatisme chez des phthisiques, 49 avaient été atteints de cette affection avant le début de la phthisie, 18 après qu'elle fut déclarée.

Généralisant ces faits et cherchant à en tirer une conclusion, Pollock développe l'idée de rapport intime entre les deux diathèses que nous avons déjà signalée.

Il ne paraît pas, dit-il, que le rhumatisme amène directement à la tuberculose pulmonaire, mais il suffit de noter que les deux tempéraments marchent très-souvent ensemble, les phthisiques ayant souvent des attaques de rhumatismes et les rhumatisants devenant souvent phthisiques.

Il admet aussi que les deux diathèses peuvent se transformer, par voie d'hérédité, par exemple, et que des parents rhumatisants ont souvent des enfants tuberculeux et réciproquement.

Mais cette identité des deux diathèses est loin d'être aussi nette qu'elle le paraît à Pollock. C'est ce qu'a très-bien démontré M. le Dr Damaschino (1), dans sa thèse sur l'étiologie de la tuberculose.

Après avoir discuté les rapports de la diathèse herpétique et de la tuberculose, «nous sommes mieux renseigné, dit-il, sur la *goutte* et le *rhumatisme.*» L'antagonisme trop nettement formulé par Wunderlich, Hamernjk et quelques autres est infirmé par des observations nombreuses, sans parler de l'opinion de Morton, « la phthisie succède au rhumatisme et à la goutte quand ces maladies sont invétérées, » opinion partagée par le Dr Thomas Laycock.

<hr>

(1) Damaschino. Etiologie de la tuberculose, thèse d'agrégation, Paris, 1872, p. 157.

Nous rappellerons les faits de M. Danjoy, où un rhumatisme articulaire se compliquait de phthisie, et cette autre proposition de M. Sogniès : « Le rhumatisme noueux se termine souvent par la tuberculisation. »

« Il n'y a donc pas, à proprement parler, antagonisme; mais, *ce qui paraît hors de doute, c'est la rare coïncidence de la tuberculose et du rhumatisme articulaire aigu.* M. Pidoux a insisté sur cette particularité intéressante, à savoir, que l'affection tuberculeuse ne se développe pas lorsque les manifestations rhumatismales ou goutteuses sont dans leur période d'acuité, mais seulement quand l'économie est déjà débilitée et que les déterminations aiguës de ces diathèses ont cessé.

« Il est avéré que les goutteux et les rhumatisants peuvent être atteints de tuberculose, mais il semble que la maladie nouvelle évolue d'une façon toute particulière. M. Pidoux est très-explicite sur ce point, et c'est aussi l'opinion de M. Chauffard. »

Citant ensuite l'opinion de M. Pidoux pour qui, comme pour Pollock, les diathèses arthritiques et tuberculeuses peuvent se transformer en traversant plusieurs générations successives, M. Damaschino ajoute : « Avant de suivre l'évolution d'une diathèse à travers plusieurs générations, il faudrait, d'abord, être fixé sur sa manière de procéder chez les individus; or, nous n'en sommes pas là. D'ailleurs, comme les diathèses arthritique, scrofuleuse, herpétique se rencontrent à peu près dans toutes les familles et que, d'autre part, bien peu d'entre elles échappent à la tuberculose, on finira toujours par trouver chez quelques-uns de leurs membres, les deux maladies concomitantes, en cherchant dans cet ordre d'idées des relations de coïncidence. »

Enfin, résumant, dans un dernier chapitre, les conclusions énoncées plus haut, il dit : « La seule influence morbide sur la genèse de la tuberculose dont on ne puisse nier la réalité est celle des diathèses. Celles-ci donnent à l'organisme un cachet spécial qui se retrouve dans toutes les maladies intercurrentes, développées chez l'individu en pouvoir de la diathèse. Mais elles n'agissent pas de la même manière. Tandis que, pour la scrofule, l'influence prédisposante et peut-être déterminante sur la tuberculose est indiscutable, on ne saurait en dire autant des autres diathèses. Ni l'herpétisme, ni l'arthritisme, ni le cancer ne peuvent, dans l'état actuel de la science, être considérés comme rattachés à la tuberculose par un lien de filiation directe, encore que ces états, d'après quelques auteurs, puissent tous y aboutir. Nous croyons que, jusqu'à preuve du contraire, de pareilles assertions ne doivent être avancées qu'avec une extrême réserve » (1).

Des considérations qui précèdent nous pouvons conclure :

Que la coïncidence du rhumatisme articulaire et de la phthisie n'est pas fréquente;

Que la phthisie pulmonaire se développe rarement dans le cours du rhumatisme articulaire aigu ;

Que rien ne prouve encore l'idée théorique de la transformation des diathèses, de telle sorte que des parents rhumatisants donnent naissance à des tuberculeux et réciproquement;

Enfin, que des maladies cardiaques peuvent se développer chez les tuberculeux en l'absence de tout rhumatisme articulaire.

Mais est-ce à dire que jamais il n'y a de rhumatisme chez les tuberculeux? Loin de là notre pensée. Un phthisique peut parfaitement devenir rhumatisant, de même qu'un rhumatisant peut devenir phthisique. Dire le contraire, ce serait nier l'évidence. Mais ce que nous croyons fermement, c'est que parmi tous les cas considérés jus-

(1) Loc. cit., p. 196.

qu'à présent comme de simples rhumatismes, un certain nombre relèvent de la diathèse tuberculeuse. Et, remarquons-le, Pollock lui-même, dans l'énoncé de sa doctrine, fait observer que, la plupart du temps, chez les tuberculeux, le rhumatisme ne se présente pas avec les caractères ordinaires, il n'a pas sa forme, sa gravité, traduisons textuellement, sa *sévérité* habituelles.

Or, ce sont précisément ces accidents *rhumatoïdes* plutôt que rhumatismaux qu'on observe le plus souvent dans le cours de la phthisie. Et si le sujet qui a servi de point de départ à la doctrine de M. Gubler était atteint en apparence d'un rhumatisme articulaire aigu, rappelons-nous ce que pensent à ce sujet les auteurs, c'est-à-dire combien il est rare de voir la phthisie se développer pendant l'évolution de cette maladie.

Il est admis aujourd'hui que la présence des tubercules dans les poumons ou dans d'autres organes est due à un état général qui favorise leur développement, et non à un état local de l'organe dans lequel ils se montrent; il est également certain que cette présence des tubercules ne se manifeste que lorsque la maladie a déjà parcouru une certaine période d'existence, qu'il existe des symptômes primitifs antérieurs aux symptômes physiques pathognomoniques, tels que l'amaigrissement, la toux, les accès de fièvre vespéraux, etc. Mais, jusqu'à présent, on n'avait jamais réuni dans ce groupe de symptômes prémonitoires des accidents articulaires et cardiaques qui s'observent assez souvent, cependant, dans le développement de la diathèse phymique, et que les auteurs considéraient seulement comme des accidents rhumatismaux proprement dits, surtout ceux pour qui les deux diathèses étaient absolument identiques.

Eh bien, M. Gubler, le premier, a pensé qu'il n'était pas nécessaire de chercher l'existence d'un rhumatisme antérieur pour expliquer ce qu'il appelle des *accidents rhu-*

matoïdes ou *pseudo-rhumatisme* chez les phthisiques ; il a pensé que la diathèse tuberculeuse pouvait atteindre les articulations, comme elle atteint la plèvre, par exemple, lorsqu'elle fait naître ces pleurésies qui sont quelquefois le premier indice de la maladie, avant que l'exploration la plus attentive des poumons puisse en révéler l'existence.

Il peut y avoir synovite, absolument comme il y a pleurite ou pleurésie, même sans la présence de tubercules dans la plèvre.

Enfin, si les accidents articulaires peuvent se développer dans le cours de la phthisie confirmée, il n'y a rien d'étonnant qu'ils puissent aussi la devancer. Par quoi, nous l'avons déjà dit, débute ordinairement le rhumatisme? Par les articulations; mais ne voyons-nous pas aussi son action se manifester, avant tout autre symptôme, sur les enveloppes du cœur?

Ce que nous venons de dire des articulations peut s'appliquer au cœur. Les complications cardiaques ont été observées dans trois cas. C'est tout naturel, car si l'on admet que la tuberculose frappe les séreuses articulaires, elle peut frapper, au même titre, celles du cœur. Elle peut les frapper seules, comme elle peut atteindre isolément aussi le péritoine ou les méninges. Nous n'en voulons pour preuve que ces maladies du cœur observées par Pollock chez les tuberculeux, en l'absence de tout rhumatisme antécédent; et nous ne parlons pas seulement d'affections telle que les péricardites tuberculeuses proprement dites, mais encore de celles où l'on ne peut retrouver le tubercule en nature.

En résumé, nous admettons que l'influence de la diathèse sur les articulations est indiscutable; nous pouvons l'affirmer, grâce à l'observation d'arthrite tuberculeuse que nous avons rapportée plus haut; mais nous admettons encore que, si toutes les arthrites développées chez les tuberculeux ne sont pas des tumeurs blanches, tous les rhumatismes dont ils paraissent atteints ne sont pas de vrais rhumatismes.

Que l'affection revête une forme aiguë ou chronique, peu importe ; le fait n'en existe pas moins. Et d'ailleurs cela ne pourrait en rien modifier la doctrine générale. L'allure aiguë ou chronique dépend de l'intensité de la cause, de la plus ou moins grande susceptibilité du sujet, en un mot, de conditions diverses qui ne changent rien à la nature de cette cause elle-même ; et que de deux sujets atteints de rhumatisme, après avoir été exposés au froid, chez l'un la maladie revête la forme aiguë et chez l'autre la forme chronique, la cause première, le froid, n'en sera pas moins la même pour tous les deux. Et pour prendre un exemple plus frappant à notre point de vue, la phthisie a été considérée de tout temps comme une cause de la méningite aiguë ; or la méningite chronique est soumise à la même étiologie. On ne lui connaît guère en effet d'autres causes que la tuberculose, la syphilis ou l'alcoolisme.

Nous ajouterions, si cela était nécessaire, que la diathèse tuberculeuse n'est pas la seule maladie générale qui détermine des lésions articulaires. Sans passer en revue les nombreuses arthropathies développées dans le cours de différentes affections, nous nous contenterons de remarquer, par exemple, que la syphilis peut, elle aussi, exercer son action sur l'appareil locomoteur, et cela depuis l'hydarthrose jusqu'à la tumeur blanche.

Nous venons de dire pourquoi il fallait nettement séparer le vrai rhumatisme articulaire des accidents rhumatoïdes ou pseudo-rhumatismes observés chez les phthisiques. Mais établir la nature d'une maladie, ce n'est pas établir ses caractères cliniques propres, ce n'est pas poser les bases d'un diagnostic différentiel.

Ce diagnostic, pouvons-nous le formuler d'une manière sûre, exempte de toute hésitation ?

Dans notre premier cas, nous avons vu se développer des symptômes qui avaient toute l'allure d'un rhumatisme articulaire aigu franchement accusé ; M. Gubler l'a, pendant quelque temps, considéré comme tel, et nous ne voulons pas de meilleure preuve de cette similitude.

Chez nos autres malades, c'est la forme subaiguë, chronique même, qui s'est manifestée. Or, quels sont les symptômes du rhumatisme chronique ? « Cette forme diffère de la précédente par l'absence de fièvre et par l'absence de cet état général qui caractérise toute maladie aiguë ; elle consiste uniquement en symptômes articulaires qui présentent plusieurs variétés. Dans certains cas il existe un état morbide continu de plusieurs mois de durée, qui est caractérisé par des douleurs permanentes d'intensité variable dans une ou plusieurs grandes jointures ; à certains jours la locomotion est possible, parfois même elle est plus facile après quelques instants d'exercice qu'au début ; à d'autres moments, la douleur confine le malade dans l'immobilité pour plusieurs jours, elle a des redoublements ; l'urine devient rare et chargée d'urates, il se peut même qu'il y ait, le soir, un léger mouvement fébrile. Dans ces conditions, les articulations sont douloureuses à la pression, elles sont tuméfiées, et le gonflement tient à un épanchement liquide ou à l'épaississement des parties fibreuses ; lorsqu'il n'y a pas de liquide, on distingue souvent, pendant les mouvements, des craquements ou de la crépitation articulaire. Ces espèces de paroxysmes se renouvellent à intervalles variables, et cet état, sans durée précise, aboutit ou à la guérison ou à la production de lésions ostéo-articulaires définitives, semblables, au siége près, à celle de l'arthrite déformée des petites jointures... Une autre variété est caractérisée par des accès plus ou moins répétés de douleurs articulaires fixes ou vagues, dans l'intervalle desquels le malade ne souffre pas ; le moindre changement de température, l'impression d'un courant d'air, suffisent pour provoquer un de ces paroxysmes qui sont très-rarement fébriles. On n'observe pas les lésions complexes auxquelles donne lieu la variété précédente, tout au plus y a-t-il parfois un peu de sécheresse et de crepitus articulaire » (1).

Sans doute, ce tableau peut être facilement rapproché de celui que nous avons fait de notre pseudo-rhumatisme à forme chronique, d'autant plus que les complications cardiaques ne sont pas rares dans la variété de rhumatisme que nous venons de rappeler. Mais est-ce à dire que, si l'erreur est possible, le diagnostic ne le sera jamais? Est-ce à dire que le pseudo-rhumatisme est seulement une interprétation plus ou moins vraie d'un fait déjà connu, et qu'il n'a qu'une valeur doctrinale discutable, sans avoir aucune valeur réellement pratique? C'est contre quoi nous nous élevons de toutes nos forces.

Remarquons d'abord que, dans bon nombre de cas, le rhumatisme chronique a une physionomie particulière ; c'est lorsqu'il est consécutif à des attaques aiguës, lorsqu'il envahit surtout les petites jointures où il produit des déformations et des déviations caractéristiques, lorsqu'enfin les articulations sont entourées de concrétions uriques, comme dans la goutte proprement dite ; il est bon aussi d'observer qu'il ne se manifeste la plupart du temps que chez des sujets d'un certain âge.

Mais les symptômes, nous l'avons vu, peuvent être moins tranchés, et le doute est permis. Pour ces cas où le diagnostic est moins aisé, nous établirons d'abord une distinction, suivant que l'affection débute pendant ou avant la phthisie confirmée. Si elle est secondaire, c'est-à-dire si un malade qui présente déjà tous les signes plus ou moins avancés de la tuberculose pulmonaire, est atteint d'accidents articulaires d'apparence rhumatismale, on est tou-

(1) Jaccoud. Traité de pathologie interne, t. II, p. 525.
Powell.   3

jours en droit de supposer l'action directe de la maladie générale sur les articulations; mais on peut faire plus qu'une simple hypothèse, lorsque le malade n'a été exposé à aucune des causes ordinaires du rhumatisme, lorsque, sans antécédents héréditaires, ni causes occasionnelles, il présentera ces symptômes qui, lorsqu'ils appartiennent au vrai rhumatisme, ne se développent jamais d'une manière absolument spontanée; et l'on se rappellera, enfin, que la coïncidence du rhumatisme articulaire et de la phthisie est loin d'être fréquente; que, chez les tuberculeux, disent les auteurs, le rhumatisme n'a jamais son allure habituelle; enfin, on pourra plutôt penser à une complication qu'à une maladie intercurrente.

Mais, ici, si le diagnostic est quelquefois difficile, l'erreur n'aurait pas de conséquences graves, et si nous n'avions rien à ajouter à ce qui précède, c'est alors que l'on pourrait nous accuser de demeurer dans la doctrine pure. C'est le contraire que nous allons voir lorsque le pseudo-rhumatisme se déclare avant les symptômes caractéristiques de la phthisie; il a alors une tout autre importance.

Sans doute le diagnostic, d'une manière absolue, n'est pas plus facile si l'on n'envisage que l'état actuel du malade en lui-même; mais c'est ici que les causes, les antécédents, l'état général tiennent une place capitale.

Ainsi, un individu habituellement bien portant, qui ne s'est jamais exposé antérieurement ni récemment à l'humidité ou au froid, qui n'a jamais été atteint de rhumatisme, chez les parents duquel cette affection a toujours été inconnue, est pris d'accidents rhumatoïdes; interrogez-le, vous n'en pourrez trouver la cause; mais souvent vous apprendrez qu'il y a eu des tuberculeux dans sa famille, et alors la véritable explication de son mal apparaîtra à vos yeux; et même, si cet antécédent fait défaut, continuez à observer votre malade, il deviendra faible, amaigri; sa santé se détruira peu à peu, il présentera un état général qui ne sera pas en rapport avec la lésion locale ; enfin, si, au bout d'un temps plus ou moins long, il est pris de toux et d'autres symptômes pulmonaires, vous ne serez pas étonné de les avoir vus précédés d'accidents auxquels on n'aurait su jadis attribuer aucune cause rationnelle. Et si ces déterminations pulmonaires surviennent dans le cours d'un pseudo-rhumatisme aigu, les probabilités ne seront que plus grandes, car nous savons combien il est rare que, pendant l'évolution du vrai rhumatisme articulaire aigu, on observe le développement de la phthisie pulmonaire.

Le pseudo-rhumatisme, on le voit, a donc une incontestable valeur séméiologique. Nous l'avons dit et nous le répétons, rayer le rhumatisme des affections qu'on peut observer pendant ou avant la phthisie serait absurde, et jamais nous n'avons pensé à rien de semblable ; mais nous croyons pouvoir dire : toutes les fois que des affections articulaires rhumatoïdes apparaîtront chez un sujet sans qu'on puisse bien définir leur cause occasionnelle ou prédisposante, interrogez les antécédents tuberculeux, explorez les poumons, le cœur ; surveillez pendant quelque temps les organes thoraciques ; en un mot, que votre attention soit éveillée sur la possibilité d'une tuberculose au commencement de son évolution. Et cette prévision, remarquons-le, ne peut être faite que si l'on croit à la nature déjà tuberculeuse de l'affection ; car, dans le cas contraire, si l'on admet toujours un simple rhumatisme, il n'y a aucune raison pour craindre ici la tuberculose plutôt qu'après toute autre maladie.

On peut souvent ainsi prévoir le développement de la tuberculose ; si l'on se trompe, tant mieux, mais si l'événement confirme cette prévision, on aura été à l'affût des premiers symptômes, le début du mal n'aura point échappé à l'observateur, et alors, le prenant dès ses premières manifestations, on pourra peut-être le combattre plus efficacement, lui opposer un traitement qui, à une époque plus avancée, serait resté sans résultat.

Ajoutons que, même dans les cas douteux, dans ceux où les renseignements font défaut, où la nature de la maladie articulaire est mal définie, où l'on observe seulement des douleurs vagues, erratives, atteignant plusieurs articulations, on doit nécessairement faire une réserve pour l'avenir. Nous sommes persuadé, en effet, que si le rhumatisme vrai peut quelquefois se traduire par de simples douleurs, il peut en être de même du pseudo-rhumatisme. Et si nous n'avons pas insisté sur cette forme plus mal déterminée, c'est que nous n'en possédons pas de cas assez net pour en déduire des conséquences suffisamment bien étayées. Mais, par exemple, voici des faits qui feront comprendre ce que nous voulons dire.

Obs. VI. — Le 7 mars 1873, un nommé M..., âgé de 17 ans, doreur sur bois, né à Paris, est entré à l'hôpital Beaujon, salle St-Louis, n° 10.

Il se plaint d'une bronchite dont il a été atteint à Vincennes, pendant un séjour de 14 jours.

Il avait déjà occupé un lit dans cette salle quelque temps auparavant, étant entré le 20 janvier de la même année, pour cause de douleurs dans toutes les articulations, douleurs intenses, sans être cependant très-aiguës, car le malade a pu *marcher* un peu, au moment d'entrer à l'hôpital, mais avec une certaine difficulté. Il fut traité par le sulfate de quinine et presque guéri ; mais en partant pour Vincennes, il se plaignait toujours de douleurs au genou gauche. Lors de son premier séjour à Beaujon, on n'avait pas constaté de lésions dans les poumons, ni dans d'autres organes.

Pendant son séjour à Vincennes, il a eu un retour de douleurs dans les deux genoux, dans un poignet et dans les deux épaules, et il a commencé à tousser. Rentré de nouveau à Beaujon, on a constaté les lésions thoraciques suivantes.

La *percussion* donne de la matité au sommet du poumon droit ; rien à gauche.

A l'*auscultation*, respiration saccadée à droite, inspiration partout soufflante, expiration prolongée. Les signes, du reste, sont peu accusés ; cependant le malade a l'air très-anémique. Les yeux sont excavés, le teint pâle, il se plaint de sueurs nocturnes, inappétence, etc.

Comme antécédents, on trouve que son père est mort d'apoplexie et sa mère de phthisie pulmonaire ; une sœur est morte aussi phthisique à l'âge de 15 ans.

Il n'a jamais travaillé à autre chose qu'à la dorure sur bois, n'a jamais été exposé à l'humidité, et a toujours demeuré dans des habitations parfaitement saines.

Traitement. — Julep diacode; huile de foie de morue ; le 12 mars, vésicatoire.

Le 15, grande amélioration ; douleurs articulaires très-apaisées.

Peu de jours après, le malade sort dans un état très-satisfaisant.

Voilà un malade qui, bien que les lésions soient peu avancées, est tuberculeux, il n'y a pas à en douter. Mais qu'est-ce que ces douleurs, ces simples douleurs dont il a été atteint avant tout autre symptôme, avant qu'on ait rien constaté du côté des poumons ? Pour nous, ce sont des douleurs rhumatoïdes, ou pseudo-rhumatismales. Nous le croyons fermement, et tout nous confirme dans cette opinion, leur marche, leur durée, et les antécédents du malade.

Mais pourrions-nous, sur les simples données de cette observation incomplète, affirmer absolument leur nature? Cela serait peut-être téméraire, et c'est pourquoi nous n'avons point placé ce fait à côté de ceux que nous avons cités précédemment. Mais c'est pour nous un exemple de plus que, chez un homme qui présentait uniquement des douleurs d'apparence rhumatismale, on a vu se développer consécutivement la tuberculose pulmonaire. Cela confirme ce que nous disions plus haut, à savoir que, dans les cas semblables, il est bon d'être prévenu, afin d'avoir l'œil sur les poumons et s'attendre à de nouveaux phénomènes que rien, dans le moment même, ne pourrait faire prévoir.

Obs. VII. — Le 25 novembre 1873 est entrée à l'hôpital Beaujon, salle Ste-Claire, no 37, service de M. Moutard-Martin, la nommée X..., couturière, âgée de 17 ans, née à Salins (Jura).

Histoire de la maladie. — La malade dit qu'elle a toujours été bien portante jusqu'au mois de juin 1873.

Elle n'a eu d'autre maladie que la rougeole, vers l'âge de 7 ans ; elle a conservé depuis cette époque une faiblesse des yeux dont elle souffre encore actuellement de temps à autre.

A l'âge de 8 ans elle est entrée dans un couvent de son pays où elle est restée jusqu'à l'âge de 15 ans et demi ; là, elle faisait son éducation et se rendait utile de diverses manières ; mais elle n'a jamais fait de gros ouvrages ; elle n'a jamais frotté, ni lavé les parquets, ni blanchi de linge, etc.; le couvent était bien bâti et sec, et personne ne s'y plaignit jamais de douleurs rhumatismales. Il y a aujourd'hui (mai) seize mois qu'elle est à Paris; en arrivant, elle s'est placée comme bonne à tout faire, et s'est beaucoup fatiguée ; ne se trouvant pas assez forte pour une pareille position, ella a quitté cette place et en a pris une autre comme bonne d'enfants. Elle y est restée 3 mois et ensuite l'a quittée pour entrer à l'hôpital.

Voici ce qu'elle raconte : au mois de mai dernier, elle eut une éruption à la figure et aux mains, accompagnée de démangeaisons très-fortes ; elle cessa au bout de quelques jours, mais se reproduisit bientôt ; elle disparut complètement sous l'influence de bains de son et de purgatifs salins.

Ensuite, au mois de juin (1873), elle fut prise de douleurs vives au poignet droit ; elles débutèrent pendant la nuit. Quelques jours après, elle eut des douleurs dans les doigts et dans les deux genoux, mais quoique ces douleurs fussent assez violentes, elles étaient supportables. La malade n'a jamais perdu l'usage de ses jambes ni de ses mains, mais tout mouvement était douloureux.

Le 25 juin 1873, elle est entrée à l'hôpital Beaujon, service de M. Moutard-Martin. On la traita pour un rhumatisme articulaire subaigu ; à ce moment, les articulations des doigts des deux mains (articulations des premières phalanges avec les secondes) étaient très-gonflées, douloureuses, et l'usage de ses mains très-pénible.

On lui donna de la triméthylamine, des pilules de Vallet et des bains sulfureux; elle resta jusqu'au 25 septembre sans éprouver de grande amélioration. Alors on la fit sortir de l'hôpital, quoique non guérie, à cause du choléra qui commençait à amener beaucoup de malades dans les salles. Elle alla au Vésinet où elle resta 6 semaines et où elle souffrit beaucoup de ses mains et de ses genoux ; enfin elle entra de nouveau à Beaujon le 25 novembre dernier, se plaignant de douleurs aux pieds, aux deux genoux, aux mains et aux épaules, elle avait aussi des palpitations au cœur et éprouvait une grande difficulté à monter les escaliers ; elle avait l'air pâle et cachectique ; mais elle ne toussait pas, et on ne constatait aucune lésion pulmonaire. Elle raconte qu'elle fut réglée à l'âge de 12 ans, qu'elle l'a toujours été très-régulièrement tous les mois jusqu'en juillet dernier, où elle n'a rien vu, et depuis cette époque jusqu'au mois de novembre, les règles ne se sont pas montrées de nouveau.

Le diagnostic porté fut celui de rhumatisme, et hydarthrose au genou droit. Le traitement employé fut le suivant : teinture de colchique, ensuite iodure potassium, et plus tard arséniate de soude, bains de vapeurs et arsenicaux. Vers la fin de décembre, elle allait beaucoup mieux ; les douleurs avaient disparu aux épaules, ainsi qu'aux poignets, mais les doigts restaient difformes, très-gonflés, et la malade avait beaucoup de difficulté à se servir de ses mains, elle pouvait à peine tricoter, etc. Au mois de janvier 1874, elle eut un rhume violent et toussa beaucoup ; le rhume disparut, mais peu de temps après elle en eut un second, et depuis cette époque elle tousse toujours un peu de temps en temps, mais elle ne crache pas ; seulement elle s'est aperçue que depuis le mois de janvier elle perdait ses forces, qu'elle devenait très-maigre et avait fréquemment des sueurs nocturnes.

Aujourd'hui, 9 mai, elle se plaint d'inappétence, de sueurs, de faiblesse générale et de constipation ; seulement, au mois de mars, elle a eu une légère attaque de diarrhée qui s'est vite passée ; mais ses règles sont complètement supprimées ; elle n'a rien vu depuis le mois de juillet 1873, et elle continue à tousser.

A l'examen extérieur, le corps est maigre et les tissus pâles ; les deux genoux sont un peu enflés et contiennent du liquide ; les mouvements sont difficiles, les doigts sont très-gonflés, les orteils le sont un peu moins.

La percussion du thorax est douloureuse ; on constate de la matité aux deux sommets des poumons, mais plus prononcée à droite.

L'aucultation démontre que la respiration est rude, l'expiration prolongée avec quelques craquements à droite.

L'examen du cœur révèle une hypertrophie de cet organe, les battements sont forts mais sans bruits pathologiques. Le pouls est à 96 : il est petit et irrégulier. On ne constate rien du côté des autres organes. *Comme antécédents,* la malade raconte que son père est mort il y a trois ans et qu'il toussait et crachait beaucoup.

Sa mère vit toujours et est en bonne santé, elle est la seule survivante de 8 enfants, tous ses frères et sœurs sont morts très-jeunes ; mais elle ne peut donner de détails sur la nature des maladies qui les ont emportés. Deux ou trois sont morts au moment de leur naissance ; sa sœur aînée est morte à 11 ans d'une pauvreté de sang (suivant son expresssion), une autre à 18 mois, et un de ses frères à 3 ans.

Aujourd'hui, elle va beaucoup mieux et souffre très-peu de ses douleurs articulaires ; elle est désignée pour le Vésinet.

Cette observation n'est peut-être pas très-concluante,
vu l'état peu avancé des lésions pulmonaires et cardiaques;
c'est pour cela que nous l'avons placée à part, comme la
precédente, au lieu de la joindre à celles qui nous ont
paru assez probantes pour servir de base à notre travail.
Mais nous avons cru devoir la prendre en considération,
à cause du sexe de la malade et de l'absence de tout antécédent rhumatismal. C'est la première fois, en effet, que
nous voyons un cas de pseudo-rhumatisme se produire
chez la femme. Nous disons pseudo-rhumatisme sans
l'affirmer toutefois, parce que nous croyons, ici comme
dans le dernier cas que nous avons cité, à une relation
directe entre les accidents articulaires et la phymie; relation encore peu accusée, mais que l'évolution ultérieure
de la maladie rendra peut-être plus évidente.

V.

DIAGNOSTIC.

Établir la nature du pseudo-rhumatisme c'était le différencier d'avec le rhumatisme vrai; aussi avons-nous réuni
ces deux questions dans un même chapitre.

Il nous reste maintenant à dire quelques mots de certaines affections avec lesquelles on pourrait le confondre.
Mais le pseudo-rhumatisme, franchement aigu, ne saurait
guère être l'objet d'une méprise, si l'on excepte toutefois
le rhumatisme articulaire ordinaire, avec lequel il offre,
comme nous l'avons vu, une si grande ressemblance.
L'arthrite aiguë est, presque toujours, d'origine trauma-
tique; elle a d'ailleurs une marche, une durée et souvent
une terminaison particulière, l'infection purulente par
exemple. L'arthrite blennorrhagique, sans parler de ses
caractères propres, notamment de sa fixité, a une cause tel-

lement spéciale, qu'il est bien difficile de se tromper sur sa nature. Au début de certaines affections fébriles, on observe quelquefois des douleurs articulaires; mais l'évolution ultérieure de la maladie suffirait à elle seule pour mettre rapidement sur la voie du diagnostic.

Ce qui suit s'applique donc surtout au pseudo-rhumatisme qui affecte une marche subaiguë ou chronique.

L'arthralgie des phthisiques nous occupera d'abord; mais nous verrons bien vite qu'il n'y a matière à aucune erreur, les deux affections étant essentiellement dissemblables. C'est plutôt le mot que la maladie elle-même qui pourrait prêter à la confusion. Ce mot d'arthralgie, en effet, ne doit point être pris dans le sens d'affection articulaire. Lorsqu'en 1856, Beau (1) appelait l'attention sur certaines douleurs qu'on observe chez les phthisiques, il faisait remarquer qu'arthralgie est synonyme de douleurs dans les membres, ἄρθρον voulant aussi bien dire *membre* qu'*articulation*. Il a donc décrit sous ce titre des douleurs qui se montrent chez les tuberculeux et qui occupent la totalité des membres, surtout des inférieurs, douleurs dont on ne peut préciser le siége, et qui n'ont, dit-il, de localisation distincte ni dans les nerfs, ni dans les muscles, ni dans le tissu osseux.

Elles ne se montrent ordinairement qu'avec les symptômes qui constituent le troisième degré ou la période colliquative de la phthisie pulmonaire.

Ce sont elles que M. Gubler appelle aujourd'hui douleurs myosalgiques; indiquant, par ce nom, que c'est particulièrement dans les muscles qu'elles se manifestent.

Plus récemment, ces arthralgies ont été l'objet d'un travail très-étendu de M. Leudet (2), sous le nom de

(1) Beau. Note sur l'arthralgie. Journal des connaissances médicales. Janvier, 1856.

(2) Leudet. Troubles nerveux périphériques dans le cours des maladies chroniques. Archives de médecine, 1864.

troubles nerveux périphériques. « Je nomme, dit-il, le groupe de symptômes que j'étudie ici, les troubles nerveux périphériques, par cette raison qu'ils occupent toujours les extrémités, membres et tête; et nerveux, parce qu'ils ont pour siége des ramifications nerveuses périphériques, aussi bien les terminaisons des nerfs sensitifs que des nerfs moteurs et même des nerfs vaso-moteurs. » Ces troubles portent sur la sensibilité, la motilité ou la calorification; il y a des sensations de froid, des paralysies, des analgésies, ou une exagération de la sensibilité, de la douleur. Mais quels sont les caractères de celle-ci? « Elle est accusée par les malades comme une sensation d'engourdissement, à laquelle se joignent souvent des fourmillements... D'autres fois, cette douleur est comparée à une constriction, un resserrement, ou, enfin, à des élancements, des piqûres d'épingle, etc... La douleur est plus rarement provoquée par la pression de la main de l'observateur; il est, au contraire, presque la règle qu'elle soit ou provoquée ou augmentée par les mouvements spontanés ou imprimés aux membres du malade, par l'observateur. »

Ces quelques lignes nous dispensent d'insister davantage sur un point qu'on peut considérer comme définitivement jugé. Il n'y a aucun rapport entre le pseudo-rhumatisme et ces douleurs vagues affectant tout un membre ou un segment de membre, qui constituent l'arthralgie des phthisiques.

Mais, à propos du travail de M. Leudet, nous devons faire une remarque, c'est qu'il étudie ces troubles nerveux non-seulement dans le cours de la phthisie, mais dans celui des maladies chroniques en général. Il n'y a donc en eux rien qui soit absolument spécial à la tuberculose, et l'on peut croire, par conséquent, qu'ils sont plutôt l'expression d'un état général grave que celui d'une affection spéciale. Or, nous aussi, nous aurions peut-être pu nous demander si notre pseudo-rhumatisme n'était pas un effet de la cachexie phymique plutôt qu'une manifestation directe de la tuberculose. Mais cette question ne nous a pas arrêté, car il est évident que, s'il en était ainsi, on ne l'observerait que dans le cours de la maladie confirmée, comme cela a lieu pour les troubles nerveux dont nous venons de parler, et non au début, avant tout autre symptôme, avant que la santé paraisse le moins du monde altérée par une diathèse qui n'est même pas encore soupçonnée.

Les névralgies des articulations peuvent-elles être confondues avec le pseudo-rhumatisme? Ces arthronévralgies sont caractérisées par des douleurs siégeant au niveau des articulations, au genou dans le plus grand nombre des cas observés jusqu'à présent et pouvant s'accompagner d'un certain degré de gonflement péri-articulaire. Mais si, sans s'arrêter à ces caractères superficiels, on approfondit un peu les symptômes, on voit bien vite combien ils ont une physionomie spéciale. C'est ce qui résulte du travail qu'a dernièrement publié O. Berger (1) à ce sujet. Les douleurs articulaires, non continues, mais avec exacerbation, comme toutes les névralgies, en général, ne sont pas circonscrites; il y a dans le voisinage des points douloureux; elles peuvent s'accompagner d'anesthésie ou d'hyperesthésie des téguments; dans ce dernier cas un contact léger est plus douloureux qu'une forte pression. Toujours il y a un contraste bien net entre l'intensité de la douleur et le peu d'importance des symptômes physiques. Enfin, on peut observer, comme dans les arthralgies dont nous parlions plus haut, des troubles des nerfs vaso-moteurs. Les troubles fonctionnels consistent surtout dans une faiblesse paralytique, ou en des contractions musculaires qui immobilisent l'articulation. Ajoutons que les

(1) O. Berger. Névralgies des articulations, trad. par Blum. Arch. de médecine, mars 1874.

arthronévralgies s'observent surtout chez les femmes et chez les jeunes filles, et qu'elles paraissent manifestement liées à l'hystérie plutôt qu'à toute autre cause.

Parmi les autres maladies articulaires à marche lente qu'on peut observer chez les tuberculeux, ou chez ceux qui sont prédisposés à le devenir, il n'y a guère que la tumeur blanche qui mérite de nous arrêter un moment. Mais la tumeur blanche a un caractère pathognomonique qui manque à toute autre affection chronique articulaire, ce sont les fongosités dans l'articulation ou autour d'elle. De plus, dès le début on voit, avec les premières douleurs, spontanées ou à la pression, apparaître un gonflement qui va toujours en augmentant, pour se terminer bientôt par une déformation caractéristique; les troubles fonctionnels sont rapidement accusés; enfin, le membre finit toujours par prendre une position vicieuse spéciale dans laquelle il reste définitivement fixé. Nous pourrions insister sur d'autres points, sur l'âge des malades, sur la marche de la maladie, sur l'absence de toute complication cardiaque; mais nous croyons que, sinon tout à fait au début, le diagnostic sera généralement facile.

Ce que nous venons de dire peut s'appliquer à l'arthrite tuberculeuse; elle offre, en effet, avec la tumeur blanche, la plus grande analogie. Cette analogie, nous ne devons que la signaler, car, en parler plus longtemps, serait sortir de notre sujet. Mais nous ne pouvons nous empêcher de faire une remarque, c'est que s'il est très-difficile de distinguer la tumeur blanche de l'arthrite tuberculeuse, puisque M. Cornil pense lui-même que cette erreur est souvent commise, il n'en est pas moins vrai que ces deux maladies sont très-distinctes, et que chacune existe avec son identité particulière. Or, nous disons, nous aussi, que, s'il y a une grande analogie entre le vrai rhumatisme et le pseudo-rhumatisme, ce n'est pas non plus une raison pour les laisser encore confondus, pour ne pas faire à chacun la part qui lui revient, dans ses rapports avec la tuberculose.

Mais devons-nous passer en revue toutes les affections articulaires qui s'accompagnent de gonflement, de douleur, d'épanchement intra ou péri-articulaire, etc.? Non, sans doute, ce serait faire l'histoire complète de la pathologie des articulations. Qu'aurions-nous à dire, par exemple, des arthropathies saturnine et scorbutique, de celles qui accompagnent l'ataxie locomotrice? Il y a, dans ces affections, un rapport si évident de cause à effet entre la lésion locale et la maladie générale, qu'à moins de méconnaître complètement cette dernière, pour ne s'attacher qu'à un symptôme isolé, ce qui est inadmissible, toute erreur est impossible.

Nous nous arrêterons donc ici et nous rappellerons, en somme, que, s'il est une affection avec laquelle le pseudo-rhumatisme puisse être cliniquement confondu, dans quelques cas, c'est, comme l'indique le nom même que nous lui avons donné, le véritable rhumatisme articulaire.

VI.

PRONOSTIC. — TRAITEMENT.

Le pronostic du pseudo-rhumatisme est toujours grave, mais est-il grave par lui-même? Non, sans doute, à moins qu'il ne s'accompagne d'une affection cardiaque assez intense pour hâter la mort du malade et le faire périr par le cœur, avant qu'il ait le temps, souvent si long, de périr par le poumon. Mais le pseudo-rhumatisme est grave en ce qu'il veut dire tuberculose, et, à ce titre, il faut le ranger à côté de ces symptômes prémonitoires, tels que l'hémoptysie, par exemple, qui souvent sans grande importance par eux-mêmes, empruntent à la maladie dont ils sont les avant-coureurs une valeur capitale.

Quant au pseudo-rhumatisme, développé dans le cours de la phthisie confirmée, il ne paraît pas en modifier sensiblement la marche ; mais c'est une complication, sinon dangereuse, au moins pénible, et qui, à ce titre seul, mériterait d'être prise en considération.

Il est évident que le traitement général doit être celui de la phthisie pulmonaire, aussi n'y insisterons-nous pas. Nous ferons remarquer seulement que, dans le cas où un pseudo-rhumatisme primitif aura mis sur la voie d'un diagnostic anticipé, on pourra prendre avec plus de sûreté les précautions nécessaires pour retarder l'apparition ou l'évolution de la maladie qu'on soupçonne.

Le pseudo-rhumatisme aigu, avec fièvre violente et élévation de la température, peut justifier l'emploi du sulfate de quinine. On se trouvera bien aussi de l'application de compresses mouillées sur l'articulation malade.

CONCLUSIONS.

1° Dans le cours de la phthisie pulmonaire confirmée, ou avant ses premières manifestations habituelles, on peut observer des accidents articulaires à forme rhumatismale.

2° Ces accidents peuvent avoir une marche aiguë ou chronique. Cette dernière forme semble être la plus fréquente.

3° Ils sont caractérisés anatomiquement par des lésions plus ou moins avancées de la synoviale ou des tissus péri-articulaires, lésions d'ordre inflammatoire, analogues à celles du rhumatisme. L'absence de tubercule les différencie de l'arthrite tuberculeuse proprement dite.

4° Ces accidents rhumatoïdes ou pseudo-rhumatismaux ont pour siége une ou plusieurs articulations. Il est probable qu'ils peuvent occuper les gaînes tendineuses comme le vrai rhumatisme.

5° Ils s'accompagnent ordinairement de complications cardiaques caractérisées par des lésions tuberculeuses ou non des enveloppes et des valvules du cœur.

6° Le pseudo-rhumatisme se développe sous l'influence de la diathèse tuberculeuse, sans l'intervention d'aucune autre cause occasionnelle apparente.

7° Lorsqu'il se montre avant les symptômes pulmonaires, il a une valeur séméiologique importante, et, lors même que le diagnostic serait difficile à établir, l'attention doit toujours être éveillée sur l'apparition possible, plus ou moins éloignée, de la tuberculose.

8° Le pronostic est principalement subordonné à celui de la maladie générale dont le pseudo-rhumatisme n'est qu'une manifestation. Il est d'autant plus grave qu'il s'accompagne d'une affection cardiaque plus prononcée.

9° Le traitement général est celui de la tuberculose, sauf dans les cas à forme franchement aiguë et qui réclament l'emploi des moyens sédatifs, antiphlogistiques ; le traitement local ne présente aucune indication qui ne se retrouve à l'occasion de la thérapeutique des arthrites chroniques.

TABLE DES MATIÈRES.

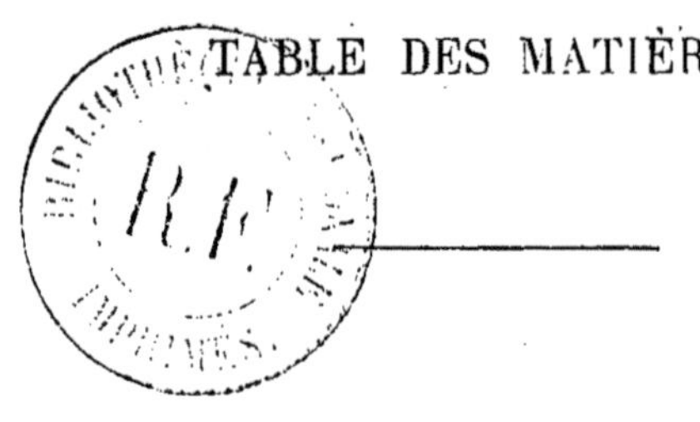

Paris. A. PARENT, imprimeur de . ‘‘culté de Médecine. rue Mr-le-Prince, 31.